Perrussel.

Te $\frac{135}{66}$

PROPAGANDE

DE

LA MÉDECINE HOMŒOPATHIQUE,

SUIVIE

DE PLUSIEURS GUÉRISONS REMARQUABLES, OBTENUES A
L'AIDE DE CETTE NOUVELLE MÉDECINE.

PAR

Le Docteur PERRUSSEL,

Membre de plusieurs Sociétés savantes, décoré par la ville de Marseille d'une médaille pour ses succès dans le Choléra de 1835, fondateur et directeur du Dispensaire Homœopathique de Nantes.

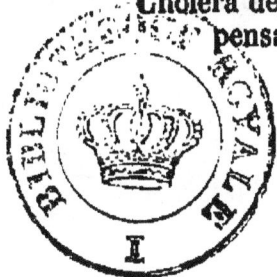

NANTES,

IMPRIMERIE D'HÉRAULT, RUE DE GUÉRANDE.

1843.

MONSIEUR ,

Dans l'intérêt de l'Humanité et de la Science, j'ai l'honneur de vous adresser cet aperçu sur la nouvelle Médecine, l'Homœopathie, et de vous prier après en avoir médité les vérités, d'en répandre la lecture parmi les personnes influentes de votre localité.

Vous le savez, Monsieur, les grandes découvertes comme la Vaccine et autres, n'ont pas illustré seulement leurs auteurs, mais bien aussi les nobles cœurs qui les ont répandues. L'Homœopathie est une sainte cause, qui sous ce rapport est bien digne de votre concours.

Agréez , etc.

Le Docteur, F. PERRUSSEL.

DE LA SANTÉ

ET DE LA NÉCESSITÉ

D'UNE BONNE MÉDECINE.

⎯⎯⎯⎯

Tout le monde sait que l'homme ici bas, n'a pas de trésor plus précieux que celui de la SANTÉ; elle est indispensable à TOUS. Au riche pour jouir de sa fortune et accomplir la mission spéciale que Dieu lui a confiée, celle de faire le bien; elle est utile surtout au pauvre, à l'ouvrier des villes, au cultivateur pour fournir par le travail aux besoins de la famille.

L'homme des champs, le pauvre laboureur, comme l'ouvrier des villes, n'ont pas le temps d'être malades, car ils perdraient à la fois leurs journées, leur unique fortune; et leurs économies amassées avec tant de peine s'écouleraient rapidement en visites de médecins, en remèdes de toute espèce, soins etc.

Si l'art de guérir peut être utile et nécessaire à certains hommes, on peut bien le dire, c'est surtout à ceux qui n'ont pour toute fortune que leur travail, aussi je ne craindrai pas d'avouer que ce n'est que pour eux surtout que j'ai voulu écrire ce petit livre, afin de leur annoncer la découverte importante qui les intéresse à un si haut degré.

La médecine ou la science qui s'occupe de l'art de guérir les maladies des hommes est aussi vieille que le monde ; autrefois elle était pratiquée par les philosophes et les prêtres et elle fut ensuite spécialement réservée à un corps de savants qui s'occupèrent avec zèle de toutes les découvertes qui pouvaient être de quelque utilité à cette si intéressante mission.

Les premiers médecins de l'antiquité, y compris Hippocrate si bien surnommé le père de la médecine, s'occupèrent longtemps de l'étude des nombreuses maladies qui affligeaient l'humanité, et commencèrent ensuite à y appliquer les remèdes qu'ils reconnurent utiles et efficaces.

Dès-lors la science parut être constituée, mais elle resta longtemps incertaine et conjecturale ; elle traversa les siècles sans faire de progrès, et elle serait encore aujourd'hui aussi fausse et incomplète que par le passé, sans la découverte importante qui s'est opérée dans son sens par le génie d'un seul homme, et qui est venue enfin par les nouveaux remèdes éprouvés depuis cinquante ans, combler de bienfaits et sauver de la douleur et de l'angoisse de la maladie, les hommes victimés jusqu'à ce jour par les procédés tout-à-fait contraires et nuisibles de l'ancienne médecine.

DE LA MÉDECINE DES ÉCOLES

ET DE SES DANGERS.

Hippocrate est le premier médecin qui ait donné à l'art de guérir une méthode à suivre pour le traitement des maladies, il s'était basé simplement sur la marche de la nature et faisait consister toute sa science à l'aider ou à la modérer.

Il avait reconnu après une longue pratique qu'il ne fallait jamais contrarier la nature, et que le médecin devait être tout simplement son ministre, son aide intelligent.

Il a écrit que « les maladies devaient être *guéries par des remèdes semblables* au mal » et qu'il ne fallait ainsi jamais contrarier la nature, la révolutionner par des remèdes violents, mais qu'on devait toujours au contraire l'aider, la faciliter dans ses crises ou maladies pour la sortir de l'embarras.

Les élèves et les nombreux médecins qui sont venus après lui, n'ont pas voulu se contenter du rôle de spectateurs auprès des malades et de simples ministres et aides de la nature, ils ont pensé que, pour détruire une maladie, il fallait employer de violents et nombreux remèdes et ils ont inventé, cherché partout autour d'eux toute espèce de drogues pour guérir : malheureusement ils ne pouvaient réussir avec les moyens qu'ils employaient.

Aujourd'hui les médecins les plus instruits et consciencieux, de toutes les opinions ont reconnu et ont osé écrire que leur science était une erreur, que la médecine était incertaine, et qu'il fallait travailler à la changer.

Ecoutons :

Les Haller, Stahl et Linnée, ont écrit que traiter les maladies par les contraires était *complètement faux et absurde.*

Il suffit d'entrer dans un hôpital et de parcourir les salles pour voir combien les médecins se ressemblent peu, car chacun y traite à sa manière en déblatérant sur la pratique de son voisin.

> Le Dr FODERA, de l'Académie
> royale de médecine.

Oui, en vérité, depuis deux mille ans, nous avons méconnu les lois de la nature dans le véritable art de guérir.

> Le Dr JAHR,
> (*tome 5 de la bibl. de Genève*).

Aucune science humaine n'a été et n'est encore infectée de plus de préjugés que la médecine.... Chaque formule est pour ainsi dire une erreur.

> Le prof. ROSTAN.

On dit que la pratique de la médecine est rebutante : je dis plus, elle n'est pas, sous certains rapports, celle d'un homme raisonnable, quand on en puise les principes dans la plupart de nos matières médicales.

> BICHAT.

Consultez vingt médecins, vous aurez vingt avis différents.

Le Dʳ Audin Rouvière.

Jusqu'à ce jour la médecine a marché au milieu des ténèbres et de la confusion.

Broussais,
(*Examen des Doct*).

Pour ce qui est des eaux minérales, je n'y crois pas et n'y ai jamais cru, elles sont plus célèbres que salubres.

Guy Patin.

Les sangsues des médecins modernes continuent avec plus d'acharnement encore la guerre que la saignée avait déclarée à l'humanité.

Le Dʳ Audin Rouvière.

Le baron Louis, professeur de Paris, vient de lancer une brochure sur l'*Inefficacité de la saignée !!!*

La médecine a été plus nuisible qu'utile à l'humanité.

Broussais.

J'aurais pu citer tout un volume de contra-
dictions semblables et de preuves aussi déso-
lantes, du dégoût que la médecine des écoles
actuelles et du passé a inspiré aux médecins,
même les plus célèbres; en face d'une pareille
condamnation si bien fondée, et de l'erreur
évidente dans laquelle la science et les médecins
ont tourbillonné depuis deux mille ans : Quel
est celui qui sera assez peu ami du vrai et de
l'humanité pour repousser une découverte qui
peut enfin mettre un terme à l'erreur, et
apporter aux pauvres malades, depuis si longtemps victimes, les secours qu'ils réclament
dans nos hôpitaux, dans nos cabinets, et qu'ils
ne trouvent nulle part.

La médecine a donc besoin de progresser,
et réjouissons-nous tous, malades et médecins
de la découverte de l'Homœopathie, car comme
l'a écrit une célébrité moderne :

L'Homœopathie jouera un jour un grand
rôle dans les sciences médicales.

BROUSSAIS,
(*Examen des Doct*).

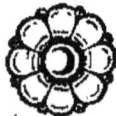

UN MOT

SUR LA NOUVELLE MÉDECINE

APPELÉE

HOMŒOPATHIE.

————————

Vomitus vomitu curatur. (HIPPOCRATE.)

Imitez la nature, aidez-la, mais ne la violentez jamais.   (DUBOIS.)

L'auteur de cette grande découverte est le docteur HAHNEMANN, conseiller aulique, né à Meissen, ville de Saxe, dans le duché du prince Ferdinand *d'Anhalt-Kœthen*, qui le combla de faveurs, et le nomma son premier médecin. En 1835, Hahnemann, désireux de voir la France, où sa médecine faisait de rapides progrès, vint se fixer à Paris, au sein de cette capitale du monde civilisé où les découvertes et les illustrations de tout genre ont besoin de venir se faire baptiser pour se répandre avec plus de succès.

C'est dans cette ville qu'il vient de mourir à l'âge de 88 ans, après y avoir, pendant près de dix ans, pratiqué et professé avec les plus brillants succès son immortelle découverte.

1*

Il laisse après lui de nombreux élèves qui feront progresser et chérir partout sa réforme; j'ai eu le rare bonheur d'avoir été admis dans ses consultations et dans son intimité; je possède et conserve comme un immense trésor les enseignements qu'il m'a confiés pour pratiquer avec le plus de succès son intéressante médecine, qui est appelée à remplacer dans les écoles les vieilles doctrines du passé, si fausses et si dangereuses.

C'est en 1790 que Hahnemann, déjà connu par ses travaux en chimie, découvrit *la loi des semblables*, qui, pour lui, devint la base fondamentale de sa doctrine. Avant lui, la médecine des écoles, depuis Hippocrate jusqu'à Broussais, eut pour principe de traiter les maladies par des remèdes *contraires*, c'est-à-dire doués de la propriété de les détruire : ainsi le vomissement, la diarrhée, les sueurs, les fièvres, etc., considérés comme des ennemis, sont attaqués par des remèdes qui doivent, le plus tôt possible, faire cesser ces différentes maladies. Si le succès avait toujours suivi une pareille méthode, certes on serait bien coupable de vouloir la changer aujourd'hui ; mais il est malheureusement reconnu que ces diverses affections du corps, arrêtées trop tôt dans leur cours par la violence des remèdes, quand elles ne sont pas rendues mortelles par cette tactique imprudente, reviennent sous des *formes chroniques* toujours plus compliquées et plus inquiétantes que les premières.

En effet, quand la nature de notre corps, qui, par des raisons qu'il ne nous est pas toujours donné de percevoir, établit une crise quelconque, telle que diarrhée, vomissement, sueurs, congestions, etc...... c'est toujours en vue d'un travail dont elle a besoin pour se débarrasser d'une humeur ou d'un fluide quelconque, et c'est pour y arriver qu'elle établit ces diverses maladies que nous avons tort de traiter en ennemies. Certainement une maladie n'est pas un état rationnel, et que nous devions conserver, mais c'est un effort de notre organisation que nous devons respecter, tout en le facilitant. Ainsi donc Hahnemann, après trente ans d'expérience sur lui et les siens, sur de nombreux médecins, a reconnu qu'il ne fallait jamais contrarier la nature dans ses vues, mais qu'on devait l'aider par toutes les ressources que nous fournit notre expérience et notre raison.

C'est lui qui, le premier, a avancé *qu'une maladie n'était qu'une crise nécessaire à notre corps pour reprendre l'équilibre qu'il a perdu,* et que favoriser cette crise, c'était agir dans le sens de la nature, et faciliter le retour à la santé. Ainsi, d'après Hahnemann, la fièvre ne doit plus être coupée, la diarrhée suspendue, le vomissement arrêté, puisqu'ils sont utiles momentanément à notre organisation, troublée par une cause inconnue ou non : il faut, au contraire, administrer au malade dans tous ces cas des remèdes reconnus pour avoir une action énergique sur notre corps et dans le sens de la crise qu'il a à opérer, afin qu'elle se termine plus vite. La diarrhée sera traitée par un remède diarrhéique ; le vomissement sera traité par un vomitif, etc. De là la médecine appellée Homœopathie de deux mots grecs (*omoios pathos*) qui signifient *maladie semblable, analogue à la crise, aux efforts qu'opère la nature de notre corps pour recouvrer la santé qu'il a perdue.* — Médecine qui consiste à donner au malade un remède capable de produire par ses effets un mal semblable au sien , seul moyen de le faciliter et guérir.

Heureux de sa découverte, Hahnemann la répandit partout ; mais elle faisait un contraste trop grand avec les idées reçues pour ne pas irriter les praticiens du jour ; elle ne fut pas comprise , et subit les persécutions de toute nature qui ont accueilli toutes les autres découvertes , et , comme les Jenner , les Fulton , les Galilée , son auteur fut poursuivi partout par la jalousie et la haine de ses confrères. Néanmoins il ne se découragea pas ; il continua ses travaux , et publia en 1800 son *Organon* ; dans lequel il donne la théorie de sa doctrine , et plus tard, ses ouvrages pratiques, qui sont aujourd'hui traduits dans toutes les langues.

Depuis lors, l'Homœopathie s'est répandue en Allemagne, en Prusse, en Russie, en Italie, en Angleterre , en Amérique ; et, en dépit des académies et des écoles, elle est arrivée aujourd'hui à un tel degré de propagande , qu'elle se pratique à peu près sur tous les points du globe, et qu'elle compte, parmi ses adeptes, des hommes du plus grand mérite et des médecins qui, après avoir exercé pendant dix, quinze, et vingt ans, l'ancienne médecine, n'ont pas hésité de se convertir à la nouvelle, qui a toutes leurs convictions. Toutes les capitales du monde possèdent des sociétés homœopathiques ; des rois et des princes protègent ces institutions en choisissant parmi elles leurs médecins, et de nombreuses familles bénissent partout le nom de Hahnemann.

Cependant, malgré de si brillants avantages, on doute encore, on calomnie toujours, et, malgré les faits évidents qui l'attestent, des critiques jaloux et malveillants nient l'action de nos remèdes, et, pour détruire toute espèce de confiance, cherchent à inspirer de la crainte en disant que ce sont des poisons ; d'autres disent qu'ils sont nuls, et qu'ils ne peuvent faire ni bien ni mal ; tous ont également tort.

Nos remèdes appartiennent aux trois règnes de la nature : les plantes nous en fournissent la majeure partie, et leur action surprenante ne dépend absolument que de la manière dont ils sont préparés, et de ce que jamais deux médicaments ne sont réunis dans leur préparation, ni donnés en même temps au malade.

On s'étonne beaucoup des dilutions extrêmes de nos remèdes, et on va même jusqu'à dire qu'il n'est pas possible qu'ils puissent agir en si faibles quantités. Eh ! pourtant, n'a-t-on pas tous les jours l'occasion de reconnaître l'action vraiment surprenante des petites doses (1) ? Ne

---

(1) L'histoire nous fournit plusieurs exemples remarquables de la puissance des petites doses : Démocrite se soutint trois jours par la vapeur qui se dégageait du pain chaud. Bayle dit que deux personnes ont été purgées pour être restées dans une chambre où l'on pilait un purgatif. Un seul grain de musc suffit pour infecter en une minute une maison entière. Que pèse donc la molécule odorante qui s'en est dégagée ? Rien.... car le grain de musc n'a pas perdu un atome de son poids.

sait-on pas que le vaccin préserve souvent de la petite vérole pour toute la vie, quoiqu'il n'ait été donné qu'à la pointe d'une épingle? Quelqu'un osera-t-il nous donner les doses invisibles qui produisent le *choléra*, le *typhus*, la *peste*, et pourtant a-t-on jamais songé à en nier les funestes effets? Non, il n'est pas nécessaire qu'un remède soit administré par grammes pour qu'il produise des effets salutaires : il suffit qu'il convienne parfaitement à la maladie, et, dans ce cas, la dose, quelque minime qu'elle soit, amène toujours une prompte amélioration. De plus, les petites doses ont un avantage immense pour les malades : c'est que, dans le cas où le remède ne conviendrait pas à la maladie, il ne peut faire aucun mal, ce qui n'arrive pas dans l'ancienne médecine, où les fortes doses amènent toujours des désordres plus ou moins graves.

On dit aussi dans le monde que la médecine homœopathique ne traite pas toutes les maladies, et qu'elle ne s'occupe que des *affections de la peau*, *des scrofules*, et *des maladies secrètes*. Ce jugement est tout-à-fait faux. L'homœopathie est applicable à toutes les maladies, et produit journellement, dans tous les pays où elle est pratiquée, un grand nombre de guérisons dans des cas même où les malades sont abandonnés de l'autre médecine.

Ainsi donc on peut être sans aucune crainte sur la puissance et l'efficacité de cette médecine : car dans les maladies récentes elle soulage et guérit beaucoup plus vite que l'autre, et dans les maladies anciennes et abandonnées, elle produit souvent des effets étonnants. Les maladies qui accompagnent la grossesse ou qui suivent l'accouchement sont traitées avec le plus grand succès, ainsi que celles qui sont la suite de la suppression ou des variations diverses du flux menstruel ; de même pour les indispositions de l'âge critique, si fréquentes chez les femmes nerveuses.

Quant aux maladies secrètes, l'homœopathie peut à bon droit être regardée comme supérieure à toutes les méthodes employées dans leur traitement ; les succès nombreux que nous obtenons tous les jours, même sur ces maladies invétérées et abandonnées, sont incontestables; et il nous est même permis d'avancer que nos remèdes ont seuls la propriété de guérir radicalement le virus syphilitique que les autres moyens ne font que pallier.

Ce qui donne encore un avantage immense à l'homœopathie dans la pratique, c'est que le malade n'a jamais la moindre répugnance à prendre nos remèdes, qui n'ont aucune espèce de saveur ni d'odeur. Il est donc facile aujourd'hui aux mères de famille de faire traiter leurs enfants, qu'on n'est plus obligé de tromper ou de gagner par des promesses ou de prendre par la force pour leur faire avaler les potions noires et amères, les pilules et les drogues nauséabondes de l'ancienne pharmacie.

Paris, Lyon, Nantes, Bordeaux, Toulouse, Marseille, Avignon, Toulon, Limoges, Orléans, Lille, Rouen, Montpellier, Valence, Grenoble, Dijon, et toutes nos villes importantes ont des médecins homœopathes tous très-occupés.

Des dispensaires sont établis à Paris, à Lyon, à Nantes ; deux hôpitaux, celui de Toissey,

dirigé par le docteur Gastier ; et celui de
Bordeaux, dirigé par le docteur Mabit, sont
soumis au traitement homœopathique, et
donnent chaque jour des preuves évidentes de
l'efficacité de cette médecine et des économies
qu'elle est appelée à produire dans les établis-
sements de ce genre.

Des guérisons nombreuses attestent partout
l'efficacité de la nouvelle réforme. Ses détrac-
teurs peuvent les nier, mais ils ne pourront
jamais les détruire. C'est par elles que l'homœopathie s'est répandue en France depuis douze
ans, malgré les corps savants, qui ont tout fait
pour l'anéantir; et c'est par elles qu'elle triom-
phera des obstacles que lui opposent la jalousie
et la malveillance des hommes intéressés à ce
qu'elle ne réussisse pas.

Comme preuve du bien immense que cette
médecine peut opérer dans toutes les classes
de la société, qu'on lise avec soin les guérisons
miraculeuses décrites dans les pages suivantes,
et qui ont été opérées sur des malades la plupart
abandonnés de la Faculté, et tous épuisés par les
remèdes si nuisibles des médecins de la vieille
Ecole.

Il sera facile, après cette lecture, de reconnaître à qui on doit accorder la préférence,
à l'ancienne qui a été impuissante, ou à la
nouvelle qui a guéri avec tant de succès !

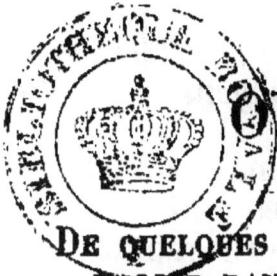

OBSERVATIONS

DE QUELQUES GUÉRISONS REMARQUABLES PRISES AU HASARD DANS MES REGISTRES, OBTENUES A L'AIDE DE L'HOMOEOPATHIE, DEPUIS MON ARRIVÉE A NANTES.

———

« En Médecine, comme au sanctuaire de la Justice, » il faut des faits et non des paroles. »   FODÉRÉ.

PREMIÈRE OBSERVATION.

Maladie névralgique de la tête.

Mme Magne, rue d'Orléans 12, âgée de 40 ans, brune et bien portante généralement, souffre *depuis neuf ans* de douleurs vives dans la partie droite de la tête, depuis l'œil jusqu'en arrière, douleurs avec battements et élancements si violents, que le désespoir s'empare d'elle souvent. Le moindre bruit aggrave son état, la lumière est insupportable, le sommeil nul, les nuits se passent à souffrir. Ces accès revenaient trois ou quatre fois par semaine.

La malade attribue la cause de cette cruelle maladie à un violent chagrin que lui a causé la perte de sa fille unique.

Appelé en novembre 1842, pour la première fois, j'eus le bonheur de lui donner un remède qui, *du soir au lendemain*, fit disparaitre pour

2*

longtemps ces affreuses douleurs, *traitées jusque là sans succès par tous les moyens conseillés dans l'ancienne Médecine.*

Nota. Un grand nombre de maux de tête, de congestions de sang, de vertiges, ont été guéris de la même manière et presque aussi rapidement.

2ᵉ OBSERVATION.

Maladie de la langue, ulcération, etc.

Rollin, Jean-Pierre, 35 ans, chargeur, demeurant quai de la Maison-Rouge, 1, se présente chez moi dans l'état suivant :

Sa langue est énorme, remplit la bouche et déborde, elle est traversée dans le milieu par un sillon profond, échancré, qui divise cet organe en deux parties, et qui laisse écouler une salive abondante, jaunâtre, qui sort latéralement des deux côtés de la bouche ; de nombreux ulcères profonds existent dans l'épaisseur depuis le bout jusqu'au fond. Les gencives sont gonflées, ulcérées également, et répandent une odeur infecte.

Le malade ne peut articuler un seul mot, la salive l'inonde, il ne peut prendre que des bouillons, il souffre *toutes les nuits* des douleurs atroces qui le mettent comme un fou. A l'hôpital d'où il sort, on a cautérisé *avec le fer rouge*; après avoir inutilement employé tous les remèdes pendant dix-huit mois, ce malheureux désespéré vient se confier à moi.

Je traite ce malade par les médicaments que je lui crois le plus utiles, et j'ai la satisfaction

immense de le voir presque guéri au bout de
trois mois, d'une maladie qui aurait amené
l'amputation de la langue, et plus tard la mort,
comme je l'ai vu dans un cas pareil à l'Hôtel-
Dieu de Lyon.

3e OBSERVATION.

Maladies des yeux.

Une foule d'enfants, de jeunes personnes,
sont venus demander mes soins pour des in-
flammations des yeux avec douleurs aigües,
photophobie, larmoiement, etc., et ont été
radicalement guéris. Plusieurs cas de cécité
commençante ont été arrêtés par les mêmes
moyens.

C'est par la guérison d'une semblable maladie
opérée sur un grand dignitaire de la cour
d'Autriche, que l'Homœopathie a été installé
par l'Empereur dans la Faculté de Vienne.

Au sujet de l'affaiblissement de la vue, il est
de mon devoir d'avertir ici les malades en gé-
néral, que les saignées répétées, les sangsues,
les frictions mercurielles, amènent une dimi-
nution rapide et constante de la vue, qu'il est
toujours impossible de guérir.

J'ajouterai aussi, qu'il n'y a pas de méthode
plus funeste que celle qui consiste à appliquer
sur les yeux, des caustiques, pommades et des
liquides corrosifs, qui ne servent jamais qu'à
dénaturer les maladies et à les rendre incurables
en perdant les organes. Je soigne dans ce mo-
ment un malade de la société, qui a été victime

d'un pareil traitement, et dont l'œil perdu, dénaturé, devait être extirpé!

Surdité.

François Rousseau, meûnier à Saint-Etienne-de-Mont-Luc, âgé de 20 ans, d'une constitution assez forte, se plaint d'un point de côté très-douloureux, au-dessous du sein gauche, suite d'une ancienne imflammation du poumon, et d'une surdité avec bourdonnements, sifflements des deux oreilles.

Traité par nos moyens, ce malade, qui avait épuisé sans succès une quantité de remèdes, a été guéri de la douleur de poitrine et en même temps de sa surdité.

M. Clouard, capitaine au long-cours, à Nantes, vient me consulter, en novembre 1842, pour diverses indispositions, et entr'autres pour une *surdité* commençante de l'oreille droite.

Sa guérison a été complète après deux mois *d'un traitement qui a amélioré* toute sa santé.

Croup.

L'homœopathie réussit très-bien dans cette affreuse maladie, mais pour cela il faut agir de suite.

Toutes les familles devraient posséder le remède que nous regardons comme préservant le mieux du croup, par la propriété énergique dont il est doué, d'arrêter au début l'inflammation du larynx, et d'empêcher ainsi la formation de la fausse membrane dont la présence amène toujours l'asphyxie et la mort ; ce remède est l'*Aconit* en globules, à la 30me dilution, et que l'on donne de suite après le premier accès, à la dose d'un globule sec, sur la langue, et qu'on répète le lendemain matin et chaque fois après une quinte de toux. Ce médicament remplace la saignée, qui est aussi nuisible que les sangsues, arrête l'inflammation bien mieux qu'elles, et n'affaiblit jamais.

6e OBSERVATION.

Cardite, Inflammation du cœur.

M. Saviot, officier supérieur retraité, demeurant à Saint-Jacques, n° 28, âgé de 55 ans, a été guéri déjà miraculeusement par le docteur Hoffmann, de rhumatismes goutteux qui avaient contourné ses jambes, l'avaient mis dans l'impossibilité de marcher et le clouaient dans un fauteuil. A son arrivée à Nantes, où il demeure, il se confia à mes soins pour les diverses indispositions qui l'incommodaient, ne voulant plus d'autre médecine que celle qui lui avait rendu l'usage de ses membres.

Il était assez bien depuis son arrivée, quand, au mois de septembre, après un coup de froid,

il fut pris d'une violente douleur au cœur , avec
lancées , palpitations fréquentes , oppression
jusqu'à la suffocation au moindre mouvement ,
altération profonde de la face , infiltration et
bouffissure des mains et du visage , etc. Le cas
me parut très-grave, et je craignais de ne pouvoir triompher de pareils symptômes aussi
inquiétants.

Trois ou quatre doses de remèdes ont suffi en
quatre semaines pour guérir ce malade pui n'a
pas gardé le lit un seul jour , et qui jouit aujourd'hui d'une santé admirable.

Depuis mon séjour à Nantes , j'ai entendu
parler de plusieurs maladies graves de ce genre,
que les saignées et les frictions mercurielles
ont rendues promptement mortelles.

7e OBSERVATION.

Maladie compliquée de la poitrine et de l'estomac.

Mlle Marie Blanchard , cuisinière chez Mme
Lioreau, à Saint-Jacques, 27 ans, malade depuis
trois ans et demi de suites d'une peur, éprouve
de violents maux de tête continuels , avec vertiges , éblouissements aggravés tous les soirs ,
perte d'appétit , nausées , douleurs crampoïdes
de l'estomac, à jeun et après le moindre aliment,
qui est de suite rejeté avec de violents efforts ,
vomissements fréquents de sang et de bile ,
coliques , chaleur intense dans le ventre, cons-
tipation opiniâtre , urines rouges et doulou-
reuses , etc. , etc. , suppression des règles ,

leucorrhée abondante, toux fréquente, sèche, quelques crachats sanguins, douleurs lancinantes dans la poitrine, sensation de faiblesse dans le dos, sueur le matin sur le devant de la poitrine, insomnie, amaigrissement rapide et continuel.

Caractère doux, concentré, chagrins profonds causés par la maladie aggravée par tous les traitements suivis avant de me consulter.

Guérison complète en moins d'un an.

On ne saurait s'imaginer la quantité de dérangements des fonctions digestives, de gastrites, de vomissements, de coliques, etc., que j'ai guéris par nos procédés.

8e OBSERVATION.

Affection chronique depuis quatorze ans, de l'estomac, du foie et des intestins ; guérison complète en six mois !

Je ne crois pas devoir mieux faire que de mettre ici la lettre que le mari de la malade a adressée à plusieurs journaux, et qu'aucun d'eux n'a voulu insérer, crainte de soulever contre lui la haine et l'influence des allopathes irrités.

Monsieur le rédacteur,

La reconnaissance me fait un devoir de signaler au public la guérison radicale et prompte que M. le docteur Perrussel, Médecin homœopathe à Nantes, vient d'opérer sur ma femme.

Depuis *quatorze ans*, elle était affectée d'une fièvre nerveuse générale, de spasmes, vertiges, etc. , de dérangements dans les digestions , de vomissements fréquents d'aliments et de glaires, avec tranchées , diarrhées, agitation, insomnie et amaigrissement , etc. Plusieurs Médecins en réputation de notre ville n'avaient pu guérir ma femme qui , aujourd'hui, a retrouvé sa fraîcheur, se porte très-bien , fait toutes ses fonctions, et a repris à son comptoir les anciennes occupations qu'elle croyait bien ne pouvoir plus remplir.

Je compte , Monsieur, sur votre impartialité et votre amour du vrai pour l'insertion de ma lettre.

Agréez, etc.

Signé , B° LEFÈVRE ,
Boulanger, en Grand-Biesse.

Je citerai ici une belle cure dans ce genre, que j'ai opérée avec un succès aussi complet, c'est celle de M. Guilbaud , capitaine au long-cours, et connu de tout le commerce de notre ville.

Ce malade était atteint d'une jaunisse très-intense, d'une inflammation chronique du foie et de l'estomac avec vomissemments violents et fréquents accompagnés des efforts les plus douloureux ; les souffrances crampoïdes étaient si atroces, que le malade me dit un jour que s'il avait une arme , il se détruirait à l'instant ; il y avait perte d'appétit, altération de la face,

dépérissement, et plusieurs Médecins avaient
porté un pronostic défavorable (1).

9ᵉ OBSERVATION.

*Maladie de poitrine, inflammation chronique
d'un poumon, toux fréquente et douloureuse,
crachats de sang abondants, fièvre continuelle,
dépérissement rapide.... gravité extrême,
danger, d'après l'aveu des Médecins consultés
par la famille.*

M. Benjamin Coquebert fils, âgé de 17 ans,
ayant beaucoup grandi depuis deux à trois ans,
pâle et amaigri;... par suite d'un coup de
froid *dans l'eau,* est affecté depuis plusieurs
mois, en 1842, d'une maladie grave de poitrine
pour laquelle on n'espérait plus rien de la Médecine ordinaire.

Des saignées, sangsues, tisanes, potions,
etc., un cautère même, tout avait été employé
sans succès, et la maladie, aggravée sans doute
par un traitement aussi contraire, donnait à
tous de sérieuses inquiétudes.

La dernière crise avec crachements de sang
avait été si forte, qu'un des médecins, con-

---

(1) Tous les remèdes avaient été employés en
vain, les eaux de Vichy n'avaient fait que pallier
un instant le mal, ce qui arrive toujours, pour le
laisser revenir avec plus d'intensité.

vaincu du danger que courait le malade, averti
la famille, et fit entendre que la guérison de-
venait impossible, et *qu'il fallait se résigner
à ce que l'on ne pouvait empêcher !!!*

C'est alors, août 1842, que la famille me
fit appeler, car ce n'est jamais au début des
maladies qu'on s'adresse à l'Homœopathie, ce
n'est toujours qu'après les traitements infruc-
tueux et souvent si funestes des *Allopathes* et
lorsqu'ils ont déclaré leur impuissance à guérir.

Je traitai ce malade avec les soins qu'exigeait
sa position aussi critique, je donnai les remèdes
convenables, je changeai son régime trop affai-
blissant, et j'eus la satisfaction extrême de voir
la guérison arriver si rapidement, qu'au bout
de six semaines, il n'y avait plus de danger, et
qu'après trois mois de traitement, la cure était
complète !!

Aujourd'hui, avril 1843, le malade, plein de
force et de santé, qui avait cessé ses études,
est rentré au collège pour les continuer.

10e OBSERVATION.

Maladies chirurgicales.

M. J. Déroc, 33 ans, garde-champêtre de la
commune de Saint-Sébastien (Loire-Inférieure),
brun, teint coloré et vigoureux, n'ayant jamais
été malade, est affecté, depuis plusieurs années,
d'une humeur blanche du coude gauche, qui a
fini par envahir tout l'avant-bras et se présente,
au jour de sa visite chez moi, avec une com-
plication d'ulcères profonds, fistuleux, gar-

nissant tout l'avant-bras , qui avait acquis le
volume de la cuisse ; la sonde d'argent introduite
dans la plaie pénètre jusqu'aux os qu'elle perfore
assez facilement ; l'articulation du coude est
ankilosée et ne permet aucun mouvement à
l'avant-bras , qui est tenu contre la poitrine
dans une flexion forcée.

Ce malade souffrait des douleurs atroces,
passait des nuits sans sommeil et au milieu des
plus cruelles angoisses , l'appétit avait disparu
et toutes les fonctions du corps étaient troublées.

Plusieurs chirurgiens de Nantes, après de
longs traitements , avaient fini par proposer
l'amputation du bras , à laquelle le malade,
désespéré , s'était tout-à-fait résigné , quand
un marinier, que j'avais guéri d'une fistule ,
l'amena chez moi.

Ce malade a suivi pendant plus d'un an le
traitement que j'ai jugé convenable à sa maladie,
et, aujourd'hui , la guérison du bras est complète, au point de permettre au malade de
reprendre son service et les chasses à cheval qui
se présentent dans les environs.

11e OBSERVATION.

Maladies Mercurielles.

J'ai guéri un grand nombre de malades , qui
par *abus du mercure*, avaient des ulcères des
exostoses et des dartres , etc. , etc.

12ᵉ OBSERVATION.

Gonflement hydropique de l'articulation du pied droit.

P. Laurent, de Saint-Julien-de-Concelles, marinier fort et robuste, arrive chez moi, porté sur le dos d'un camarade, et se plaint :

D'un gonflement volumineux de l'articulation du pied droit, blanchâtre, fluctuant, très-douloureux, avec impossibilité de remuer le pied et de le poser à terre ; les douleurs sont lancinantes, plus vives au mouvement et seulagées au repos et à la chaleur ; santé du reste assez bonne, à part quelques malaises.

Un chirurgien de haute réputation, justement acquise à Nantes, avait proposé d'appliquer le fer rouge pour tout remède.

Le malade, interrogé, m'annonce qu'il avait eu, deux mois avant, un écoulement blennorrhagique qu'il a coupé, et qu'il croit mal traité.

Mis sur la voie de la nature et de la cause de la maladie, je traite le malade, et le guéris complètement en six semaines.

13ᵉ OBSERVATION.

Goutte.

Plusieurs cas de goutte récente au gros orteil avec gonflement du coude-pied, rougeur, tension, douleurs aigües très-vives, malaises généraux, fièvre, etc., ont été guéris avec le plus grand succès, à l'aide d'un seul remède.

Je pourrais citer ici plusieurs personnes, dans la noblesse et dans le commerce, qui ont été guéries ainsi.

Le docteur Gardey, mon confrère à Nantes, pris pour la première fois d'un accès, à 68 ans, l'an dernier, et souffrant déjà depuis deux jours, ne se doutant pas qu'il avait à faire à une goutte, se traitait pour une contusion, une entorce, et sans le moindre soulagement ; je le visitai alors, et je reconnus un violent accès de goutte, qui disparut en vingt-quatre heures et sans récidive jusqu'à ce jour, sitôt l'application faite du remède convenable.

Il ne faut pas pour cela se figurer que les goutteux chroniques, qui ont abusé des eaux de Vichy, pourront se guérir aussi facilement. Hélas ! non ; on les soulagera, on empêchera le mal d'augmenter et de devenir mortel, mais il faudra beaucoup de temps pour les guérir, si on y arrive.

14ᵉ OBSERVATION.

MALADIE DE LA PEAU.

Affection dartreuse, Lichénoïde sur tout le corps, Lèpre.

Jean Grenneval, âgé de 12 ans, ouvrier cordier, demeurant à Launay, chez M. Potier, est atteint depuis sa première enfance, d'une maladie de peau qui couvre tout son corps, et, caractérisée par des pustules ichoreuses avec croûtes épaisses, bosselées, verdâtres, par plaques, surtout aux bras, aux cuisses, au ventre, au visage, avec violent prurit et écoulement d'un pus dégoûtant. Ce malheureux enfant appartenant à une famille pauvre, et n'ayant pu être admis dans un hôpital où ces maladies ne sont pas reçues, avait été abandonné aux seules ressources de la nature, et n'avait subi aucun traitement pendant dix à douze ans, lorsqu'il me fut présenté à mon dispensaire, en 1840.

Je ne raconterai pas les phases diverses de ce traitement, qui fut très-intéressant pour les Médecins qui suivaient ma pratique, je dirai seulement qu'au bout de six mois, les croûtes tombaient plus souvent et se renouvelaient moins épaisses, et qu'au bout de *dix-huit mois*, il était en pleine voie de guérison.

NOTA. On se figure dans le monde qu'une maladie de peau peut être guérie rapidement, et on ne se doute pas que pour guérir *un bouton* et surtout pour qu'il ne *se rejette* pas sur d'autres parties, *il faut guérir avant*, *tout le corps*, c'est-à-dire *détruire le principe* de la maladie, et pour cela, il faut du temps et beaucoup de temps, mais enfin on guérit, et nos malades ne meurent pas phtysiques ou idiots, comme on le voit trop souvent par les traitements ordinaires.

15e OBSERVATION.

Suite de couche, Métrorrhagie, Anémie, Infil-
tration générale, Toux convulsive, Fièvre
intermittente, grave danger de mort. —
Abandonnée des Médecins.

En juillet 1841, je fus appelé à Indret, auprès
de Mme Dugas, femme d'un ouvrier contre-
maître à l'établissement, pour sauver, s'il était
possible, cette jeune femme arrivée au dernier
degré d'une maladie des plus graves, et dont
on attendait le terme fatal depuis plusieurs
jours !

Je trouvai près de la malade M. le Docteur
Pichon, Chirurgien-Major, attaché à l'établissement, et qui eut la bonté de m'éclairer sur la
marche de la maladie et sur le nombre effrayant
et les doses énormes de remèdes qui avaient été
administrés. Après avoir fini son récit, aussi
vrai que consciencieux, ce Médecin me dit qu'il
pensait bien qu'elle mourrait avant quarante-
huit heures, et me pria, pour diminuer la
responsabilité qui pesait sur lui seul, de donner
quelques remèdes et de soulager ainsi le moral
de la malade, m'avouant que la mort était
imminente, et que rien au monde ne pouvait
la sauver.

Je me rendis au jugement porté sur le cas
par le Docteur, je consentis à partager sa
responsabilité et je parlai d'Homœopathie
comme la seule chance de salut qui restait à la
famille.

Dieu sait comment cette opinion fut accueillie quoiqu'il n'y eut, toutefois, que formes polies et courtoises de la part du Docteur ; toujours est-il, qu'il m'assura de croire à cette doctrine, si je guérissais semblable maladie jugée mortelle à ce degré ; et même de se convertir tout-à-fait à cette réforme.

Je ne pouvais rien assurer, rien promettre, parce que ce moyen ne peut convenir au Médecin qui se respecte, et qui respecte sa science et sa profession. Mais je donnais des espérances, j'employais divers remèdes qui agirent tous si bien, si miraculeusement, que le mieux fit chaque jour des progrès rapides, et, qui le croira, au bout de quatre mois, la malade, jeune femme de 25 ans, était entièrement guérie et faisait alors, comme aujourd'hui, l'admiration de toutes les personnes de l'établissement.

Le Docteur allopathe en fut stupéfait, et resta allopathe comme devant.

16e OBSERVATION.

Vallet, ce 20 mars 1843.

MONSIEUR LE DOCTEUR,

Depuis plus de deux mois, j'étais retenu au lit, au repos, par une *maladie grave du genou droit, caractérisée par un gonflement blanc, une espèce d'hydropisie, avec douleurs atroces, au moindre mouvement, etc., etc.*

Les Médecins m'avaient conseillé plusieurs remèdes qui n'avaient rien changé à ma triste position; je me désespérais chaque jour davantage en face d'une maladie qui menaçait de me rendre infirme et de me retenir au lit pour long-temps dans la fièvre et dans l'amaigrissement.

On me parla de vos nombreux succès, je vous priai donc de me visiter, et je suis heureux de pouvoir aujourd'hui proclamer le service immense que vous m'avez rendu en me guérissant d'une manière aussi prompte, aussi douce et aussi complète.

Croyez, M. le Docteur, à mon éternelle reconnaissance, et comptez sur le dévouement de votre très-humble et dévoué serviteur,

GABORIAU,
Instituteur communal à Vallet
(Loire-Inférieure).

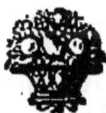

AVIS.

J'aurais sans doute pu citer un bien plus grand nombre de guérisons extraordinaires parmi celles que j'obtiens chaque jour à l'aide de la médecine Homœopathique, mais j'ai pensé que celles-ci suffiraient au-delà, pour donner une idée du bien immense qu'on pourrait faire avec cette réforme intéressante.

J'ajouterai seulement que toutes les maladies peuvent être ou guéries, ou soulagées promptement par cette méthode. Les fièvres graves, pernicieuses, sont toujours guéries très-promptement, comme toutes les maladies récentes, telles que fièvre inflammatoire, fièvre cérébrale, pleurésie, hémorrhagies, etc., etc.

Les maladies chroniques, sont très-souvent guéries promptement et toujours soulagées d'une manière admirable, telles que les *dartres*, les *ulcères*, *carie des os*, *fistules* sans opération, l'*asthme*, les *catarrhes de la poitrine*, les maladies de la *vessie* et de l'*uréthre*, et surtout la *gastrite*, et les maladies des *voies digestives*, du *foie*, les *hernies*, l'*epilepsie*, la *danse de saint Guy*, etc., etc.

Les maladies vénériennes se guérissent avec un succès admirable et qu'il est impossible d'obtenir par d'autres remèdes, car les nôtres sont les seuls qui détruisent réellement le virus.

C'est inouï la quantité de malades de ce genre qui se croyaient avoir été bien guéris par les remèdes ordinaires, et qui ont été obligés de subir mon traitement.

Tous nos remèdes sont faciles et agréables à prendre, pour les enfants comme pour les grandes personnes.

On peut suivre le traitement en voyage comme chez soi. Il peut très-bien se faire par correspondance; j'envoie, d'après la description de la maladie, les remèdes dans une lettre avec l'instruction.

Le régime est doux et très-nourrissant, sans épices, café, acides, odeurs, et avoir une vie occupée, mais non agitée.

CORRESPONDANCE.

Le malade qui voudra correspondre avec le docteur, devra donner en peu de mots l'histoire de sa vie, de ses habitudes, de son caractère, de sa profession, de ses chagrins, de ses maladies antérieures, etc.

Puis il décrira avec beaucoup de soin et d'ordre la dernière maladie pour laquelle il consulte, en désignant les remèdes qu'on lui aura donnés déjà.

Il dira aussi les heures, jours, époques où il souffre le plus.

Les femmes parleront de leurs règles, couches, flueurs-blanches, etc., etc.

Ecrire franco au docteur PERRUSSEL, *rue Grétry, 1, à Nantes*

OUVRAGES DE L'AUTEUR,

Chez FOREST, *Libraire, à Nantes,*

1° Voyages à Marseille en 1835, pendant le Choléra, traitement Homœopathique.............. 1 50

2° Lettres sur l'Homœopathie, 1837, brochure in-8° de 120 pages................... 2 *""*

3° Le Magnétisme et l'Homœopathie........... *"* 50

4° Critique de l'Homœopathie et de l'Allopathie, avec un recueil de belles guérisons, 1843, brochure in-8° de 170 pages, *au profit des victimes de la Guadeloupe*.............. 2 50

5° Notice Biographique sur Hahnemann, fondateur de l'Homœopathie, mort à Paris le 3 juillet 1843.......................... *"* 50

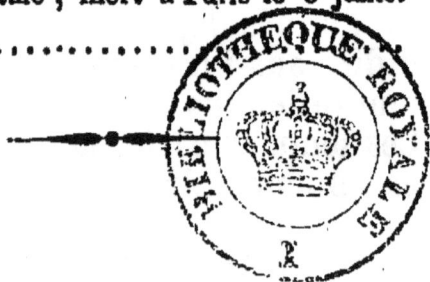

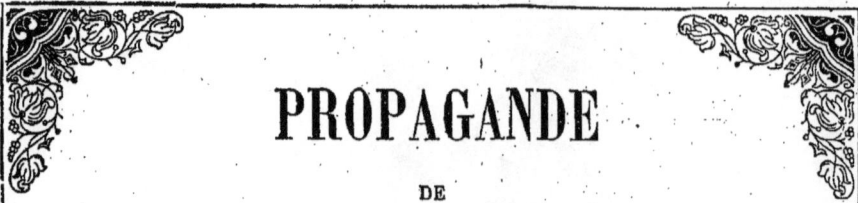

PROPAGANDE

DE

L'HOMOEOPATHIE

OU

CONSIDÉRATIONS GÉNÉRALES

SUR

L'ANCIENNE ET LA NOUVELLE

MÉDECINE

Par le docteur F. PERRUSSEL, de Lyon

Élève de S. HAHNEMANN

DÉCORÉ D'UNE MÉDAILLE D'HONNEUR AU CHOLÉRA DE MARSEILLE
EN 1835, ETC., ETC.

> « Quand il s'agit de l'art de guérir, négliger
> d'apprendre est un crime.
> — HAHNEMANN

LILLE
CHEZ TOUS LES LIBRAIRES
ET CHEZ L'AUTEUR
Maison LESTOCAR, rue Esquermoise 49
1849

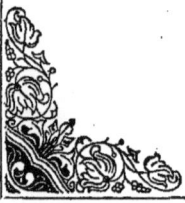
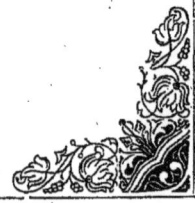

CONSULTATIONS :

TOUS LES JOURS.

Pour la société, de midi à quatre heures.
— **les ouvriers,** le dimanche, aux mêmes heures.

CORRESPONDANCE.

On peut également se faire traiter par correspondance en ayant le soin de donner au médecin tous les détails précis de sa maladie.

OUVRAGES NOUVEAUX

SUR

L'HOMŒOPATHIE.

EXPOSITION DE LA DOCTRINE MÉDICALE HOMŒOPATHIQUE OU ORGANON DE L'ART DE GUÉRIR, par S. Hahnemann, dernière édition. . . . . 1 vol. in-8°.

MATIÈRE MÉDICALE PURE, de S. Hahnemann. 3 vol. in-8°.

DOCTRINE ET TRAITEMENT HOMŒOPATHIQUES DES MALADIES CHRONIQUES, de S. Hahnemann. . . . . . 3 vol. in-8°.

BIBLIOTHÈQUE HOMŒOPATHIQUE DE GENÈVE, ou recueil encyclopédique des fastes de l'Homœopathie dans le monde, depuis sa naissance. . . . . 22 vol. in-8°.

NOUVEAU MANUEL DE MÉDECINE HOMŒOPATHIQUE, par G. Jahr. . . . . 4 vol. in-12.

AUX REPRÉSENTANTS DE LA NATION, lettre aux médecins français sur l'Homœopathie, par le docteur Des Guidi, introducteur de l'Homœopathie en France, ancien inspecteur de l'Université, etc. etc. Lyon, 1832. . . . . Une brochure in-8°.

HISTOIRE DE LA MÉDECINE HOMŒOPATHIQUE, SON ÉTAT ACTUEL EN EUROPE, etc., par A. Rapou fils, de Lyon. . . . . 2 vol. in-8°.

LA VIEILLE MÉDECINE ET SES DANGERS, par le docteur Ginestet, de Niort. . . . . Une brochure in-8°.

OUVRAGES SUR L'HOMŒOPATHIE,

PAR

Le Docteur F. PERRUSSEL.

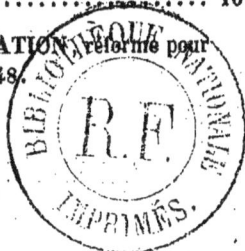

LILLE.—IMP. DE VANACKERE.

www.ingramcontent.com/pod-product-compliance
Lightning Source LLC
Chambersburg PA
CBHW071419200326
41520CB00014B/3497